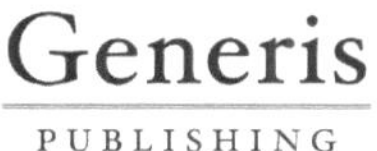
Generis
PUBLISHING

AF429075

Activité antifalcémiante d'extraits de trois plantes médicinales du Burkina Faso

Jatropha curcas, Khaya senegalensis et *Dichrostachys cinerea*

Pr Sagazaga Drissa SANOU
Dr Stanislas SAWADOGO

Title: **Activité antifalcémiante d'extraits de trois plantes médicinales du Burkina Faso**

Jatropha curcas, Khaya senegalensis et *Dichrostachys cinerea*

ISBN: 979-8-89248-121-2

Author: Pr Sagazaga Drissa SANOU, Dr Stanislas SAWADOGO

Cover image: Author

Publisher: Generis Publishing
Online orders: www.generis-publishing.com
Contact email: info@generis-publishing.com

Pr Sagazaga Drissa SANOU

Dr Stanislas SAWADOGO

5

Activité antifalcémiante d'extraits de trois plantes médicinales du Burkina Faso: *Jatropha curcas, Khaya senegalensis* et *Dichrostachys cinerea*

Activité antifalcémiante d'extraits de trois plantes médicinales du Burkina Faso: *Jatropha curcas, Khaya senegalensis* et *Dichrostachys cinerea*

Stanislas SAWADOGO [1], Sagazaga Drissa SANOU[1], Prosper DABIRE[1],*

Gourounga Raymond BELEMTOUGRI[1], Laya SAWADOGO[1], Joël de LEIRIS[2],

Stéphane TANGUY[2] et François BOUCHER[2]

[1.] *Laboratoire de Physiologie Animale, UFR/SVT, Université OUAGA I Pr Joseph KI-ZERBO Ouagadougou 03BP7021 03, Burkina Faso.*

[2.] *Équipe Cœur et Nutrition, TIMC-PRETA UMR 5525, Université Joseph Fourier de Grenoble, France. [*]Auteurs correspondant; E-mail: dsanou@univ-ouaga.bf ou sanoudrissa82@yahoo.fr 10 BP 1894 Ouagadougou, 10, Burkina-Faso.*

Table des matières

Liste des figures

Liste des tableaux:

Sigles et abréviations

AA : Activité Antifalcémiante
CIRAD : Centre International de la Recherche Agronomique et Développement
CMUC : Centre Médical Urbain CENTRAL
CMUS : Centre Médical Urbain de SAMANDIN
EMS : Erreur Standard à la Moyenne
Hb : Hémoglobine
HTA : Hypertension artérielle
K+ : ion potassium
Mg+ : ion magnésium
mg : milligramme
ml : millilitre
UFR/SVT : Unité de Formation et de Recherche en Sciences de la Vie et de la Terre

RESUME

Dans cette étude, une évaluation rétrospective sur 3 ans de la prévalence de l'hémoglobine S dans le Centre médical urbain de Samandin a été faite. Ensuite, les effets d'extraits aqueux de trois plantes utilisées dans la prise en charge des crises drépanocytaires chez des malades ont été évalués. L'évaluation de prévalence sur les dossiers de malades ayant réalisé une électrophorèse sur les trois dernières années dans le centre donne 87% pour l'hémoglobine AS, 2,4% pour SS et 10,6% pour SC. Elle a été faite sur 2133 patients dont 208 présentaient l'hémoglobine S. Pour l'évaluation des effets antifalcémiants de *Jatropha curcas*, de *Khaya senegalensis* et de *Dichrostachys cinerea* qui consistait à incuber durant 30 mn les hématies AS dans l'extrait aqueux des feuilles de J. curcas, D. cinerea et l'extrait aqueux des écorces de K. senegalensis et de compter le nombre de drépanocytes formés durant le test d'Emmel. Les résultats obtenus et comparés à ceux des témoins blancs donnent en activité antifalcémiante respectivement 97% pour *Jatropha curcas*, 32% pour *Khaya senegalensis* et 91% pour *Dichrostachys cinerea*. Ces observations suggèrent que les extraits aqueux de ces plantes contiennent des composés ayant des activités antifalcémiantes, toutes choses qui justifient leur utilisation dans le traitement traditionnel des crises drépanocytaires.

Mots clés: Hémoglobine, drépanocytose, activité antifalcémiante, *Jatropha curcas*, *Khaya senegalensis* et *Dichrostachys cinerea*.

INTRODUCTION

La drépanocytose ou anémie falciforme est une affection génétique héréditaire grave à transmission autosomale récessive dans laquelle les globules rouges prennent la forme de faucille au lieu de leur forme normale de disque. C'est une hémoglobinopathie due au remplacement de l'acide glutamique par la valine en position six de la chaîne β de l'hémoglobine. Cette substitution modifie son affinité pour l'oxygène et sa solubilité dans les conditions de faible pression d'oxygène. La baisse de la solubilité entraîne la polymérisation et la falciformation des globules (Huynh-Moynot, 2011).

Les drépanocytoses graves sont rencontrées chez les individus homozygotes SS ou les doubles hétérozygotes composites si les individus possèdent l'allèle HbS et une autre hémoglobinopathie, comme l'hémoglobine C, D, ou βthalassémie (Koudougou, 2004)

Au plan physiopathologique et clinique, la drépanocytose est considérée comme une maladie grave avec des manifestations cliniques dominées par des crises vaso-occlusives très douloureuses, des complications anémiques, ischémiques, ostéomyélites et infectieuses. Ce qui fait de la drépanocytose une cause importante de morbidité et de mortalité (Lionnet et *al.* 1984; Koffi et *al.*, 2002).

En cas de grossesse, les risques obstétricaux et de développement des crises vaso-occlusives sont majorés. Cela est à l'origine de fausses couches et de morts fœtales in utero essentiellement liées à l'obturation des vaisseaux placentaires par les hématies falciformes (Salque et *al.*, 2001). Plus de 5 millions de personnes sont affectées par la drépanocytose dans le monde. En Afrique, les porteurs du trait drépanocytaire représentent jusqu'à 20% de la population avec une prévalence variant de 25 à 30% selon les régions et 60% à 70% des naissances affectées par l'hémoglobinopathie dans certains des pays au sud du Sahara (Koffi et *al.*, 2002).

Au Burkina Faso, une étude du centre médical saint Camille a montré que 7,48% des femmes enceintes portent l'hémoglobine S, dont 7,04% Hb AS, 0,22% Hb SC et 0,22% Hb SS (Yameogo, 2011).

La gravité et les répercussions socioéconomiques font de la drépanocytose un vrai problème majeur de santé publique dans les pays africains, en particulier au sud du Sahara. Pour soulager les malades qui souffrent énormément surtout par manque de médicaments conventionnels, les tradipraticiens offrent des traitements à base de plantes médicinales du terroir.

De nombreuses recettes sont proposées dans la thérapeutique traditionnelle contre la drépanocytose en Afrique en général et au Burkina Faso en particulier. C'est le cas de *Jatropha curcas*, *Khaya senegalensis* et *Dichrostachys cinerea* qui font l'objet de cette étude.

Les plantes médicinales suscitent d'ailleurs un certain intérêt et la recherche scientifique y trouve une source pour la mise au point de phytomédicaments pour de nombreuses pathologies tropicales contre lesquelles la médecine moderne est parfois restée impuissante ou alors propose des médicaments hors portée de la majorité de la population dont les revenus sont faibles.

Le profil épidémiologique de la drépanocytose qui touche surtout des populations pauvres en fait une maladie tropicale négligée et profite très peu des innovations thérapeutiques. La cherté des traitements et de la prise en charge amène les populations africaines à faire de plus en plus appel aux traitements de cette pathologie par la médecine traditionnelle. Dans le but de trouver une alternative thérapeutique moins chère et moins toxique pour la prise en charge de la drépanocytose, notre pays a décidé de valoriser la médicine traditionnelle (Sanou et *al.*, 2009).

Ce travail s'inscrit dans ce cadre et a pour objectif principal, la recherche de nouveaux principes actifs qui pourront permettre de proposer de nouveaux médicaments pour la prise en charge de la drépanocytose, à partir des plantes de la pharmacopée burkinabè.

A notre connaissance, les trois plantes choisies n'ont pas encore fait l'objet d'études approfondies sur la drépanocytose. C'est pourquoi nous avons décidé d'étudier leur activité antifalcémiante sur des globules rouges falciformes AS dans le centre médical de Samandin.

PREMIERE PARTIE:
REVUE BIBLIOGRAPHIQUE

CHAPITRE I: DREPANOCYTOSE

I.1 Historique de la drépanocytose

En 1874, la maladie fut décrite la première fois par un médecin africain en Angleterre sous la forme de fièvre rhumatismale.

James Herrick fut une description médicale en 1904 chez un étudiant noir hospitalisé pour une toux et fièvre. Il avait des vertiges, des maux de tête et l'analyse de son sang sur frottis sanguin montra des hématies en faucille.

Emmel V.E. en 1917 produisit in vitro la falciformation des hématies chez des sujets cliniquement sains. Il conclut l'existence de deux formes de la maladie et émit l'hypothèse d'une transmission héréditaire autosomale récessive avec des formes manifestes et latentes ou silencieuses à la suite des études faites sur des familles.

James Neel confirme, en 1949, la transmission mendélienne de la maladie et l'existence d'une forme homozygote héritée de parents hétérozygotes.

La même année, Linus Pauling montra qu'elle est due à une structure anormale de l'hémoglobine dite HbS caractérisée par une moindre solubilité et se présente dans les formes anémiques homozygotes SS ou associées à une hémoglobine A sous la forme latente AS et décrite comme la première forme moléculaire d'une maladie génétique.

A partir de 1956, Vermon Ingram démontra que la drépanocytose est due à une substitution d'un acide aminé par un autre dans la chaîne bêta de l'Hb anormale et démontra en même temps que les gènes déterminaient la nature de chaque acide aminé des protéines.

En 1978 le gène de la chaîne bêta de l'Hb du chromosome 11 fut isolé et en 1980 le test génétique fut mis au point par Yuet Wai Kan.

Quant à la protection de la drépanocytose contre le Paludisme à Plasmodium falciparum et la superposition géographique de ces deux maladies furent démontrées par Hadane en 1949. Cela justifiant la sélection des AS dans les zones endémiques du paludisme comme c'est le cas en Afrique subsaharienne.

I.2 Physiopathologie de la maladie.

1.2.1 Transmission génétique

La drépanocytose est une transmission autosomale récessive. C'est le gène qui code la chaîne bêta de l'Hb du chromosome 11 qui est impliqué. La mutation porte sur le code du sixième acide aminé de la chaîne bêta où une base azotée adénine est remplacée par une thymine, ce qui remplace dans la protéine bêta l'acide glutamique par une valine.

L'Hb qui en résulte est HbS pour Sikle-cell disease en anglais avec structure α2β2S. Elle se distingue de l'Hb normale A par sa mobilité électrophorétique plus faible et surtout par l'insolubilité de sa forme désoxygénée qui se polymérise enchaînant des fibres longues et déformant le globule rouge. Cela donne deux formes, hétérozygotes AS où les deux allèles sont codominants donnant la forme atténuée et les formes homozygotes SS qui sont symptomatiques avec des crises douloureuses. On note également des hétérozygotes doubles associant drépanocytose et une autre hémoglobinopathie (hémoglobine C, D, E, thalassémie) sous la forme SC, S-thalassémie. Les homozygotes et les hétérozygotes doubles sont dits majeurs par rapport aux hétérozygotes simples dits mineurs.

1.2.2 Manifestations cellulaires de la maladie

En absence d'oxygène c'est-à-dire l'hypoxie, l'Hb se polymérise en formant des drépanocytes qui sont fragiles comme globules rouges avec une courte durée de vie et subissent une destruction anormale provoquant l'anémie chez les malades. En effet les drépanocytes forment des thromboses et l'hémolyse dans les capillaires fins.

Dans la rate, les drépanocytes ont une circulation lente et sont phagocytés par le système réticulo-endothélial.

In vitro, lors de l'examen du sang frais entre lame et lamelle en présence d'un réducteur comme le métabisulfite les hématies forment des faucilles ce qui n'est pas le cas de l'Hb A normale. Les drépanocytes, dans l'organisme, provoquent l'ischémie en cas de rareté d'oxygène au niveau des différents territoires provoquant des crises douloureuses qui induisent des infarctus osseuses et cérébraux. Ces cellules peuvent aussi léser la paroi des vaisseaux entraînant des obstructions de ces derniers.

1.2.3 Protection contre le paludisme

L'effet protecteur de l'Hb S a été démontré. Cette protection interrompe le développement du plasmodium dans les hématies c'est-à-dire le cycle héritrocytaire du parasite. Cette protection est relative et son effet sur la forme grave de paludisme ou le neuropaludisme à plasmodium falciparum est estimé entre 60% et 90%. Ainsi le malade AS ou SS doit suivre les conseils adaptés en zone de paludisme, car la maladie n'écarte pas un diagnostic éventuel du paludisme.

CHAPITRE II: DESCRIPTION DES TROIS PLANTES MEDICINALES

Dans cette partie, nous passerons en revue la description de nos trois plantes concernées par l'étude tout en notant leurs compositions chimiques et pharmacologiques, toutes choses qui justifient leur utilisation par les tradithérapeutes pour le traitement des crises drépanocytaires.

II.1. Jatropha curcas

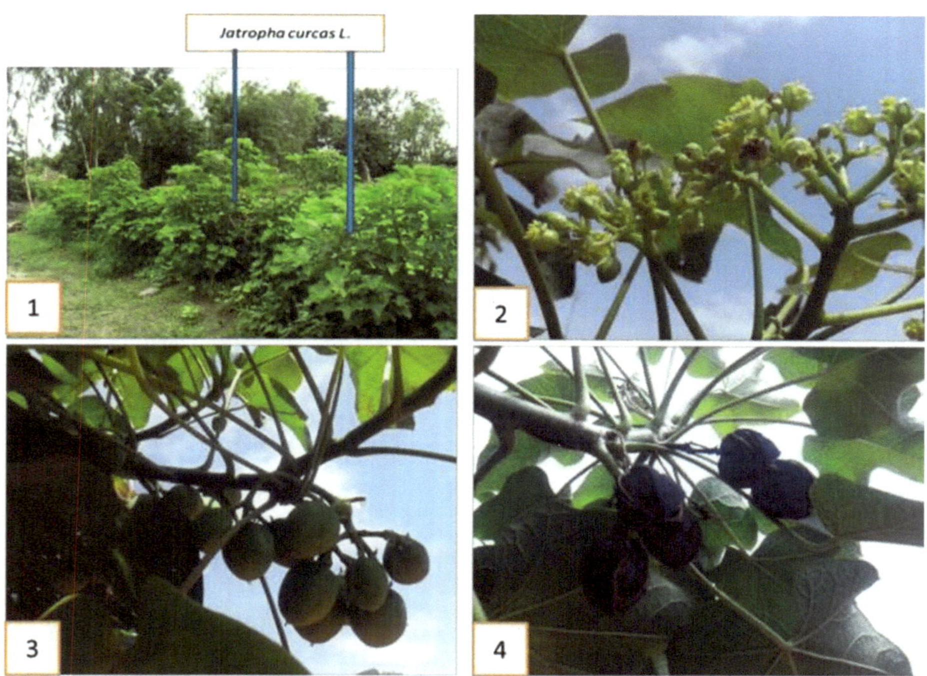

Figure 1: représentation des différentes parties de *Jatropha curcas*.

(1)   plante entière
(2)   fleurs
(3)   fruits verts
(4)   fruits mûrs

II.1.1. Classification botanique

Règne: Eucaryotes

Sous-règne: Cormobiontes

Embranchement: Spermatophytes

sous-embranchement: Angiosperme/Magnoliophytina

Classe: Dycotylèdones/Magnoliatae

Sous-classe: Rosidae

Ordre: Euphorbiales

Famille: Euphorbiaceae

Genre: *Jatropha L.*

Espèce: *curcas*

II.1.2. Description et distribution géographique de l'espèce

Jatropha vient de la combinaison de deux mots grecs " Iatros " et "trophos " qui donne en français médecin et nourrice. *Jatropha curcas* un arbuste à latex translucide, avec de nombreuses branches glabres, épaisses. Ses feuilles glabres sont ovales à 5 lobes peu profonds, ondulés ou entiers. Les graines sont contenues dans le fruit qui a la forme d'une petite pomme ou d'une grosse noix dont la taille varie en fonction des nutriments disponibles.

Les fruits sont verts et charnus, virant au jaune puis au brun à mesure qu'ils vieillissent et renferment trois graines noires rugueuses (figure 1). La plante peut atteindre un mètre et fournir des fleurs dans les cinq mois dans de bonnes conditions (Heller, 1996). Un arbre de *jatropha* a une durée de vie comprise entre 30 et 50 ans. *Jatropha curcas* peut se reproduire par les graines et par bouturage (Bep, 1986). Il serait originaire de l'Amérique tropicale et est souvent rencontré dans les zones humides, les rives de cours d'eau des pays tropicaux.

II.1.3. Eléments de phytochimie

Une étude chimique des feuilles de *Jatropha curcas* a révélé la présence des groupes chimiques suivants: alcaloïdes, terpénoïdes, lipides, polyphénols (tanins, flavonoïdes, anthocyanes et leucoanthocyanes) (Mpiana et *al.*, 2009).

II.1.4. Activités pharmacologiques

Des activités antibactériennes des extraits méthanoliques et éthanoliques des feuilles de *Jatropha curcas* ont été démontrées (Oyama et *al.*, 2016). Ces extraits étaient actifs contre *Escherichia coli, Staphylococcus aureus, Pseudomonas aeruginosa.*

II.1.5 Utilisations traditionnelles

Il est utilisé au Burkina Faso dans le traitement de plusieurs pathologies comme la drépanocytose, le diabète, la goutte, les tumeurs, les candidoses bucco-nasales, les dermatoses, le paludisme, les parasitoses intestinales (téniasis), les sinusites, les crises d'asthme, les cas de fièvre, des troubles hépatiques, de paralysie, de constipation (Nacoulma/Ouédraogo, 1996).

II.2. Khaya senegalensis

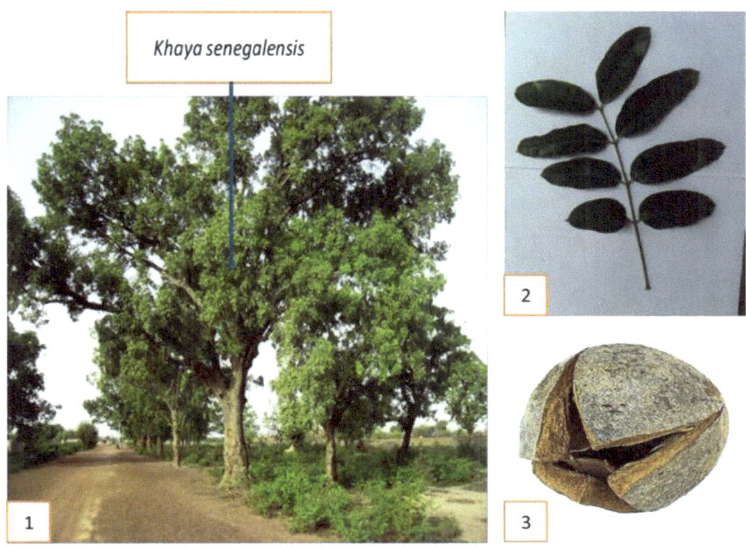

Figure 2: représentation de différentes parties de *Khaya senegalensis*.

(1)   plante entière
(2)   feuille
(3)   fruit

II. 2. 1. Classification botanique

Systématique de *Khaya senegalensis*

Règne: Plantae

Division: Magnoliophyta

Classe: Magnoliopsida

Ordre: Sapindales

Famille: Meliaceae

Genre: *Khaya*

Espèce: *senegalensis*

II.2. 2. Description et distribution géographique de l'espèce

Khaya senegalensis peut atteindre 35 m de hauteur, son écorce est très épaisse, écailleuse et a une couleur allant du brunâtre au gris foncé. Il a un diamètre pouvant dépasser 1 m avec une immense cime (Belem et *al.* 2008). Les feuilles sont pennées avec 3 à 6 paires de foliole; les fleurs sont petites d'environ 5 mm de grandeur, blanches et peu apparentes, elles sont réunies en panicules de 15 à 20 cm de longueur, insérées au bout des rameaux avec les jeunes feuilles (figure 2). Les fruits sont des capsules ligneuses globuleuses de 5 à 10 cm de diamètre, qui éclatent en 4 valves (Nikiéma et Pasternak, 2008).

Khaya senegalensis est originaire de l'Afrique tropicale. Il est rencontré le long d'une bande sensiblement parallèle à l'équateur et s'étendant de l'Océan Atlantique à l'Océan Indien en traversant l'Afrique occidentale tropicale. L'aire de répartition de *Khaya senegalensis* recouvre entièrement le domaine climatique soudano-guinéen et déborde légèrement au nord sur le climat sahélo-soudanais où il doit alors trouver dans le sol une humidité suffisante pour compenser la sécheresse de l'atmosphère. Cette aire correspond sensiblement à une bande dans laquelle les précipitations annuelles sont comprises entre 650 et 1500 mm réparties sur 4 à 7 mois. (CIRAD, 1988).

II.2. 3. Eléments de phytochimie

La plante contient comme éléments phytochimiques selon Lompo (1993): des acides gras, des caroténoïdes, des coumarines, des composés réducteurs, des flavonoïdes, des carbohydrates, des saponines, des tanins, de composés anthracéniques, des stéroïdes, des glycosides, des anthocyanes, des stérols et des triterpènes dans l'écorce du tronc. L'étude de la phytochimie réalisée sur l'écorce de *Khaya senegalensis* par Takin et *al.* (2014) a révélé la présence d'une forte quantité de composés polyphénoliques (les tanins catéchiques, les anthocyanes et les leucoanthocyanes), des saponines, moins de dérivés anthracéniques et très peu de stéroïdes.

II.2. 4. Activités pharmacologiques

Les extraits aqueux de l'écorce de *Khaya senegalensis* présentent une activité antihyperglycémiante chez les rats Wistar (Kolawole et *al.*, 2012; Takin et *al.*, 2014).

Les feuilles ont montré des propriétés anti-diarrhéiques (Hassan et *al.* 2012). D'autres études ont également révélé ses propriétés anthelminthiques contre certains parasites (Chiezey et *al.* 2000).

II.2. 5. *Utilisations traditionnelles*

Les feuilles de *Khaya senegalensis* sont utilisées au Burkina Faso dans la médecine traditionnelle comme antipyrétique, antipaludique et contre la fatigue. Les écorces du tronc sont utilisées dans la prise en charge des dysenteries, des douleurs abdominales, des parasitoses intestinales et les racines dans les dermatoses, les maladies mentales.

II.3. Dichrostachys cinerea

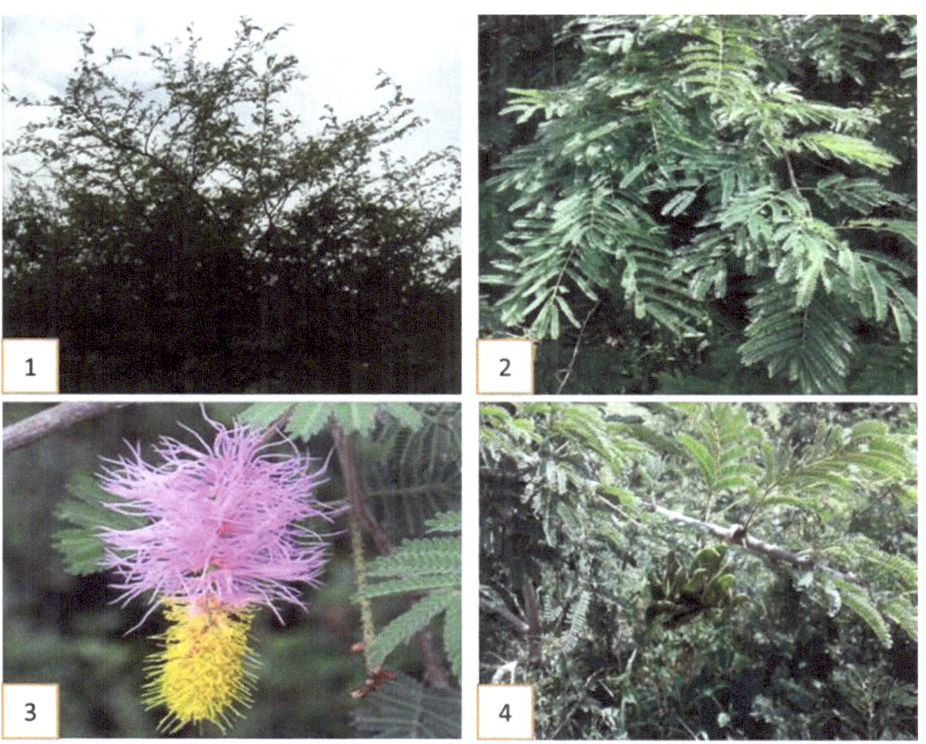

Figure 3: représentation des différentes parties *Dichrostakys cinerea*

I.3.1 Classification botanique

Règne: Plantae
Sous-règne: Tracheobionta
Superdivision: Spermatophyta
Division: Magnoliophyta
Classe: Magnoliopsida
Sous-Classe: Rosidae
Ordre: Fabale
Famille: Leguminosae
Sous-famille: Mimosacea
Genre: *Dichrostachys (DC.) Wight et Am.*
Espèce: *cinerea (L.) Wight et Am.*

II.3.2 Description et distribution géographique de l'espèce

Dichrostachys cinerea est un buisson épineux ou arbuste avec un feuillage fin, penné à écorce grise très fibreuse et crevassée en long (aspect ''tressé''). Ses épines sont vigoureuses issues de rameaux courts portant des feuilles à la base. Les feuilles de *Dichrostachys cinerea* sont bipennées. Les pétioles et les folioles sont fortement poilus ou ciliés. Ses fleurs sont très typiques en épis pendants, bicolores, cylindriques denses, pédonculées, odorantes. La floraison se passe de février à juin au début de la feuillaison (figure 3). Ses gousses sont étroites, jaunes ou brunes généralement très entortillées et enchevêtrées les unes dans les autres en un amas pédonculé. Il y a environ 4 petites graines noires par gousse. La multiplication est assurée par les graines et par boutures de racines. Comme beaucoup de légumineuses, cette espèce est résistante à la sécheresse (Bep, 1986; Nacoulma/ouédraogo, 1996).

Dichrostachys cinerea est très largement réparti, depuis l'Asie tropicale et l'Australie jusqu'aux Caraïbes et à l'Afrique. En Afrique, il se rencontre dans toutes les régions à l'exception de la zone de la forêt pluviale, depuis le Cap-Vert jusqu'à la Somalie, et vers le sud jusqu'à la Namibie et au nord de l'Afrique du Sud.

II.3.3. Eléments de phytochimie.

Les groupes chimiques suivants ont été caractérisés: alcaloïdes, tanins, flavonoïdes, polyphénols, saponines, stérols et triterpènes, glycosides, sucres (Aworet-Samseny et *al.*, 2011).

II.3.4. *Activités pharmacologiques*

Les extraits de feuilles et de racines ont montré des effets antispasmodiques considérables (Irie-N'guessan et *al.*, 2014), relaxation dose-dépendante sur des préparations de trachées de cobaye, antidiarrhéique chez la souris atteinte d'une diarrhée provoquée par l'huile de ricin et analgésique chez les mêmes animaux. Les extraits d'écorce et de racine ont montré une activité antibactérienne et agissent aussi en synergie avec les antibiotiques contre les bactéries polyrésistantes. L'extrait de racine est actif contre *Staphylococcus aureus, Shigella boydii, Shigella flexneri, Escherichia coli* et *Pseudomonas aeruginosa*.

II.3.5. *Utilisations traditionnelles*

Dichrostachys cinerea est l'une des plantes médicinales les plus utilisées des régions tropicales. Dans beaucoup de régions d'Afrique, l'infusion ou la décoction de racines s'applique en externe sur les abcès de la peau, comme bain de bouche et antalgique, et pour traiter la syphilis et les plaies lépreuses, les œdèmes et les rhumatismes.

Cette plante soudano-sahélienne est utilisée au Burkina Faso dans la prise en charge de nombreuses pathologies telles la drépanocytose, le paludisme, les maladies mentales, la dysenterie et comme anti-inflammatoire, antibiotique, antispasmodique, spasmolytique, antalgique, antivenimeux (Nacoulma/Ouédraogo, 1996).

En Zambie, une enquête a révélé que *Dichrostachys cinerea* est plus largement utilisé en médecine traditionnelle que toute autre plante. Au Zimbabwe, il est parmi les 6 plantes les plus fréquemment utilisées contre les maladies sexuellement transmissibles. *Dichrostachys cinerea* est aussi utilisé pour la fixation d'azote; les fleurs sont considérées comme mellifères. En Tanzanie, on considère *Dichrostachys cinerea* comme une plante mellifère importante. Les fruits et les graines sont broutés par le bétail. De plus, cette espèce est parfois plantée en haies vives très efficaces grâce à la présence de nombreuses épines.

DEUXIEME PARTIE:
ETUDE EXPERIMENTALE.

CHAPITRE I. MATERIEL ET METHODES

I.1. Matériel

Les plantes ont été récoltées (feuilles et écorces) dans les environs de la ville de Ouagadougou au mois de juillet.

Les macérés aqueux ont été obtenus à partir des poudres des feuilles de *Jatropha curcas* et de *Dichrostachys cinerea* et les écorces de *Khaya senegalensis* Juss. Les feuilles et les écorces ont été séchées à l'abri du soleil et broyées à l'aide d'un pulvérisateur manuel au laboratoire de Biochimie à l'UFR/SVT.

I.1.1. Matériel biologique:

Les échantillons de sang hépariné utilisé pour évaluer l'activité antifalcémiante des plantes ont été prélevés sur une dizaine de patients affectés par la drépanocytose dont l'électrophorèse révèle l'Hb AS au centre médical de Samandin de Ouagadougou.

L'électrophorèse est réalisée en utilisant le gel d'acétate cellulose à PH 8.5. Une fois la nature Hb S confirmée, le sang est conservé à 4 °C dans un réfrigérateur pour la détermination ultérieure de l'activité antifalcémiante.

I.1.2. Réactifs et solvants

Le métabisulfite en poudre a été utilisé pour créer un environnement pauvre en oxygène entre lame et lamelle, l'eau distillée a servi de solvant pour la préparation du métabisulfite à 2%, la solution physiologique de Na Cl à 0,9 pour 1000 a été utilisée pour préparer les macérés aqueux, le méthanol à 30% a été la solution dans laquelle nous avons conservé les bandes, la saponine a été utilisée comme solution hémolysante et le tri glycine a servi de solution tampon.

I.2. Méthodes d'étude.

L'étude a été réalisée au Centre Médical urbain de Samandin et au Centre Médical urbain central respectivement pour les analyses pharmacologique et biologique (électrophorèse de l'hémoglobine).

Elle a consisté en une étude rétrospective sur trois ans pour la détermination de la prévalence de l'hémoglobine S et d'une étude expérimentale pour la détermination des propriétés antifalcémiantes des macérés aqueux totaux des feuilles de *Jatropha curcas*, *Dichrostachys cinerea* et des écorces de tronc de *Khaya senegalensis*.

I.2.1. Critères d'inclusion

Comme critères d'inclusion dans l'étude rétrospective, nous avons considéré tous les patients ayant fait de l'électrophorèse dans le centre de Samandin. Pour les activités antifalcémiantes des plantes les patients AS ont été retenus au détriment des SS car ces derniers étaient en nombre insuffisant.

I.2.2. Critères d'exclusion

Il a été exclu de nos tests tout patient qui n'avait pas l'hémoglobine S.

I.2.3. Ethique

Pour cette étude nous avons obtenu l'accord de tous les responsables des différents centres et également le consentement éclairé des patients.

I.3. Expérimentation

Dans l'étude de la prévalence, seuls les sujets ayant réalisés un examen d'électrophorèse de l'hémoglobine au laboratoire du Centre Médical Urbain de Samandin ont été retenus. L'étude pharmacologique n'a concerné que les patients à l'hémoglobine AS.

I.3.1. Préparation des extraits des plantes

Un gramme de poudre de feuilles ou d'écorces est mélangé avec 5 ml de Na Cl à 9 pour 1000, homogénéisé et macéré pendant 24 heures à la température ambiante. Ces macérés sont ensuite centrifugés à 3000 TPM pendant 5 mn et le surnageant dilué au 2/3 a été utilisé pour l'expérimentation. Le métabisulfite à 2% a été obtenu en dissolvant 100 mg dans 5 ml d'eau distillée.

I.3.2. Détermination de l'activité antifalcémiante des plantes

Les globules rouges des patients sont incubés pendant une heure avec les macérés de plantes. Ensuite, ces globules rouges sont montés entre lame et lamelle volume à volume avec le métabisulfite lutté avec du vernis à ongle. Ce mélange s'appauvrit en oxygène ce qui entraîne la falciformation des hématies. Trente minutes après la préparation, les lames sont observées au microscope optique pour compter les drépanocytes sur 100 globules rouges.

Pour chaque plante 10 lames ont été analysées avec sept dilutions de concentrations croissantes: 18 mg/mL, 26 mg/mL, 40 mg/mL, 59 mg/mL, 89 mg/mL, 133 mg/mL et 200 mg/mL.

A chaque série de tests est joint un témoin contenant les globules rouges en présence de la solution physiologique, donc ne contient pas d'extrait de plante.

L'activité antifalcémiante de la plante est sa capacité à empêcher la falciformation des globules rouges en milieu pauvre en oxygène comme la solution de métabisulfite. Elle s'exprime en pourcentage de drépanocytes formés en présence des extraits comparés au nombre de drépanocytes présent dans les lames témoins.

Cette activité est exprimée par la formule notée ci-dessous:

$$AA = (P_0 - P_1) / P_0 * 100$$

Dans cette formule, AA désigne l'Activité Antifalcémiante; P_0, la moyenne des drépanocytes des témoins; P_1 la moyenne des drépanocytes dans les lames test en présence des extraits de plantes.

I.3.3. Analyse statistique

Nous avons utilisé Excel pour calculer les moyennes ± erreur standard à la moyenne (EMS); les résultats sont exprimés en pourcentage pour la prévalence, les concentrations moyennes de l'activité des plantes en mg/mL. Le logiciel R.2 12. 2 a permis d'obtenir les analyses statistiques. La différence de $p \leq 0.05$ est considéré, comme significative.

CHAPITRE II. RESULTATS ET DISCUSSION

II.1. Résultats

§ La prévalence de l'hémoglobine S

L'étude rétrospective sur trois ans dans le centre médical de SAMANDIN a concerné 2133 patients dont 208 ont une hémoglobine S. Sa prévalence globale est de 9,75%. Dans la population analysée, on note trois types d'hémoglobine S à savoir Hb AS, Hb SS, et Hb CS. Dans cette population testée, les trois types d'hémoglobine se répartissent en prévalence de la façon suivante. L'Hb AS est de 8,48%, Hb SS de 0,23% et l'Hb SC de 9,75% (Tableau 1).

Tableau 1: Distribution des trois types d'hémoglobine dans la population analysée.

Type d'Hb	Nombre	Prévalence
AS	181	8,84%
SS	05	0,23%
SC	22	9,75%

§ Activité antifalcémiante des trois plantes

Les hématies traitées avec le macéré aqueux de *Jatropha curcas* ont un pourcentage moyen de drépanocytes inférieur à celui du blanc témoin et cela traduit une inhibition de la falciformation de manière concentration-dépendante (figures 5, 6, 7). La différence était très significative à partir de la concentration de 18 mg/mL (p< 0,001). L'existence de cette inhibition a permis de mesurer l'activité antifalcémiante en fonction des différentes concentrations du macéré aqueux total de *Jatropha curcas* (tableau 2).

Le test d'Emmel réalisé a montré que le taux de drépanocytes des hématies incubées avec le macéré aqueux total de *Khaya senegalensis* était inférieur à celui du témoin blanc.

Cette différence était significative (p < 0,05) à partir de 59 mg/mL, traduisant ainsi une inhibition de la falciformation des globules rouges à hémoglobine AS incubés. L'activité antifalcémiante mesurée était nulle de la concentration de 18 mg/mL à celle de 40 mg/mL et à partir de laquelle elle a augmenté proportionnellement avec la concentration du macéré jusqu'à la concentration maximale de notre étude 200 mg/mL.

Le pourcentage moyen de drépanocytes des hématies du témoin blanc était supérieur à celui des hématies traitées avec le macéré aqueux total de *Dichrostachys cinerea*. Cette différence a été observée avec toutes les concentrations du macéré aqueux total et était significative ($p < 0,001$) à partir de la concentration de 26 mg/mL. Cela traduit une inhibition de la falciformation et nous montre que le macéré a une propriété antifalcémiante. L'activité antifalcémiante a été calculée. Elle ne s'annule pas pour toutes les concentrations de notre étude. L'activité maximale était de 91 % à la concentration de 200 mg/mL.

Tableau 2: Pourcentage moyen de drépanocytes et activité antifalcémiante en fonction de la concentration du macéré aqueux total des plantes

Concentrations	Témoin	18mg/mL	26mg/mL	40mg/mL	59mg/mL	89mg/mL	133mg/mL	200mg/mL
MD *J. curcas*	84,9 ± 6,8	32,1 ± 19,4***	20,7± 15,7***	6,3 ± 4,6***	4,7 ± 4,2***	3,4 ± 2,3***	2,8 ± 2,2***	2,2 ± 1,0***
MD *K. senegalensis*	85,9 ± 7,7	85,5 ± 7,4	84,8 ± 8,6	86,2 ± 6,4	75,2 ± 11,9*	73,9 ± 10,3*	60,5 ± 7,6***	58,2 ± 8,6***
MD *D. cinerea*	86,9 ± 8,2	69,1 ± 15,6	62,2 ± 16,0***	43,8 ± 16,9***	29,9 ± 13,4***	16,2 ± 9,8***	9,8 ± 3,3***	7,5 ± 2,2***
AA *J. curcas*	00 ± 00	62 ± 25	75 ± 19	92 ± 06	94 ± 05	95 ± 03	96 ± 03	97 ± 01
AA *K. senegalensis*	00 ± 00	00 ± 00	01 ± 00	00 ± 00	12 ± 11	13 ± 10	29 ± 11	32 ± 08
AA *D. cinerea*	00 ± 00	20 ± 19	28 ± 18	49 ± 23	65 ± 18	81 ± 13	88 ± 04	91 ± 03

MD: Moyenne de Drépanocytes AA: Activité Antifalcémiante.

Chaque valeur représente la moyenne ± E.S.M., Les astérisques signalent une différence significative entre le témoin et les hématies traitées à l'extrait
*P < 0,05; **p < 0,01 et ***p < 0,001; n = 10.

La comparaison des activités antifalcémiantes des macérés aqueux totaux des plantes étudiées a montré par concentration une différence significative ($p < 0,05$). Dans les conditions de notre étude l'activité antifalcémiante de *Dichrostachys cinerea* était inférieure à celle de *Jatropha curcas* et supérieure à celle de *Khaya senegalensis* (figure 4).

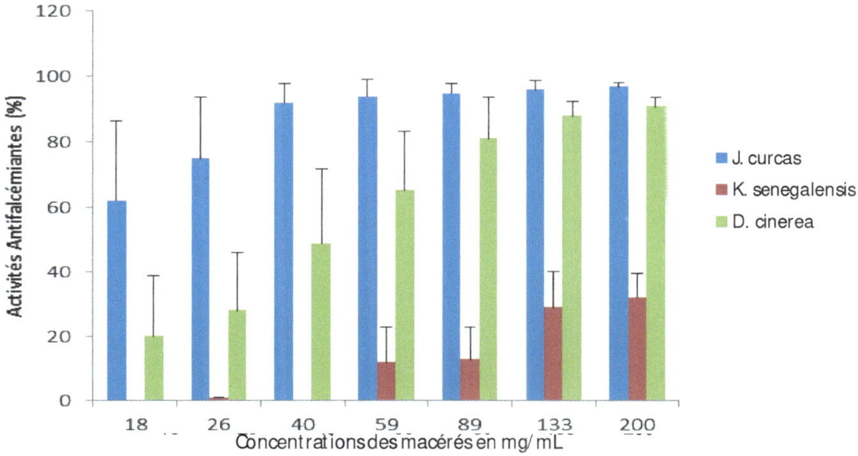

Figure 4: Histogramme présentant les activités antifalcémiantes des macérés de *Jatropha curcas* de *Khaya senegalensis* et de *Dichrostachys cinerea* en fonction de la concentration.

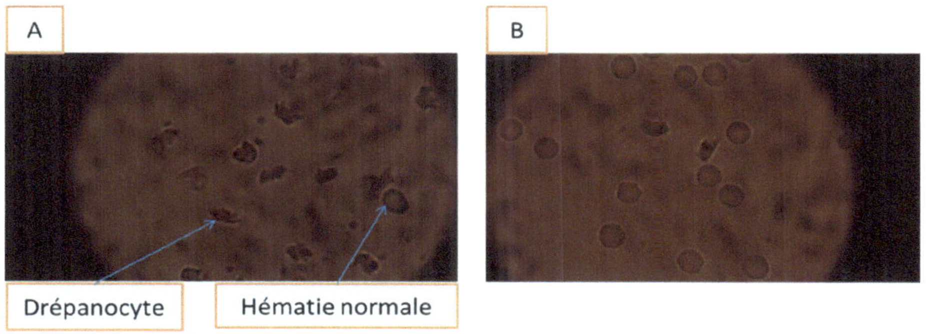

Figure 5: Hématies non traitées et traitées au macéré aqueux de *Jatropha curcas*.

A: sans traitement.
B: traitement avec le macéré aqueux total de feuilles de *Jatropha curcas* à 200mg/mL.

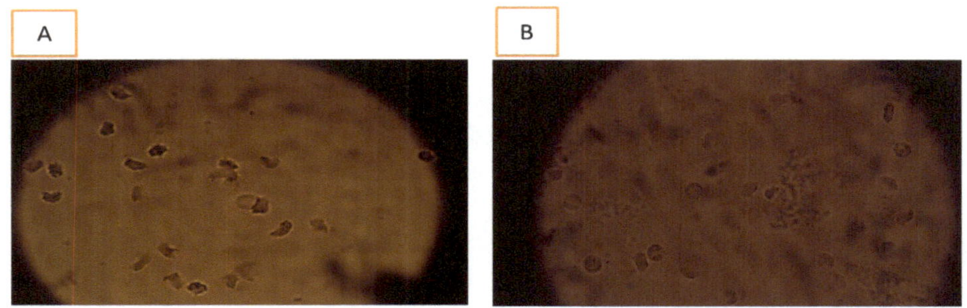

Figure 6: Hématies non traitées et traitées au macéré aqueux de *Khaya senegalensis*.

A: sans traitement.
B: traitement avec le macéré aqueux total de *Khaya senegalensis* à 200mg/mL.

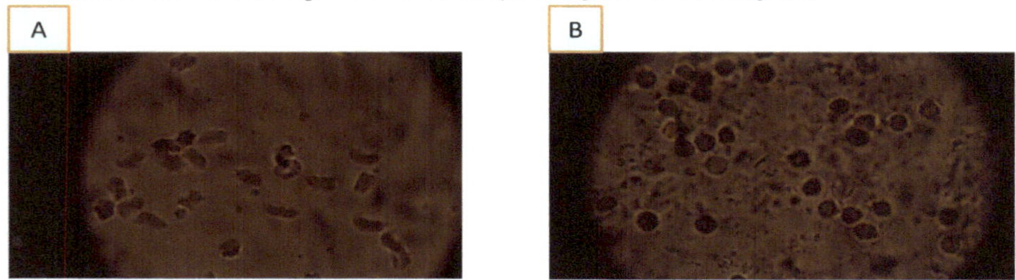

Figure 7: Hématies non traitées et traitées au macéré aqueux de *Dichrostachys cinerea*.

A: sans traitement.
B: traitement avec le macéré aqueux total de *Dichrostachys cinerea* à 200 mg/mL.

II.2. Discussion

Cette étude a permis d'évaluer la prévalence de la drépanocytose au Centre Médical Urbain de Samandin. Cette prévalence était de 9,75 % avec une prédominance de l'hétérozygote AS (87 %). Simpore et *al.* (2002) ont mené une étude de la drépanocytose à Ouagadougou sur des enfants de 10 à 15 ans. Leur étude a concerné 23050 enfants et 2196 portaient une hémoglobine S soit une prévalence de 9,53 %. Celle de Yameogo (2011) a évalué la prévalence de l'hémoglobine S chez les femmes enceintes au Centre Médical Saint Camille. Sur les 923 femmes, 69 étaient porteuses de l'hémoglobine S donnant ainsi une prévalence de 7,48 %. La prévalence de la présente étude est similaire à celle de Simporé et *al.* (2002), mais supérieure à celle de Yameogo (2011). Une forte prévalence de l'hémoglobine S dans toutes ces trois études s'explique par la position géographique du Burkina Faso, proche de la ceinture sicklémique de LEHMANN qui s'étend entre le 15ème parallèle latitude Nord et le 20ème

parallèle latitude Sud. Dans certaines régions de la ceinture siklémique, la prévalence de l'hémoglobine S peut atteindre 40 % (Girot, 1998; Beyeme-Owono et *al.*, 2004).

Le macéré aqueux total de *Jatropha curcas* a une activité antifalcémiante de 97 % à la concentration de 200 mg/mL. Cette activité inhibe la falciformation des hématies contenant l'hémoglobine S. Mpiana et *al.* (2009) ont montré avec des hématies à hémoglobine SS que les extraits aqueux et éthanoliques des feuilles de *Jatropha curcas* possèdent une propriété antifalcémiante avec un taux de normalisation de 67 % pour l'extrait éthanolique et inférieur à 10 % pour l'extrait aqueux. Ils ont également montré que les anthocyanes, pigments naturels, sont à la base de l'activité antifalcémiante de cette plante. Les anthocyanes extraits des feuilles de *Jatropha curcas* ont atteint un taux de normalisation de 87 %. Les valeurs obtenues dans l'étude de Mpiana et *al.* (2009) avec l'extrait aqueux de *Jatropha curcas* sont en deçà de celles obtenues dans notre étude et plusieurs raisons pourraient expliquer cette différence.

Dans notre étude des globules rouges à hémoglobine AS ont été utilisés. Mpiana et *al.* (2009) ont utilisé des globules rouges à hémoglobine SS dont la capacité à la polymérisation est plus élevée. D'autre part, les anthocyanes qui sont à la base de la propriété antifalcémiante dans l'étude de Mpiana et *al.* (2009) sont sensibles au pH dont la valeur pourrait augmenter avec la durée de la macération. Notre macération a durée 24 heures et celle de Mpiana et *al.* (2009) 48 heures. Lorsque le pH est supérieur à 7 les anthocyanes se dégradent (Castaneda-ovando et *al.*, 2009). Nous avons noté une augmentation progressive de l'activité antifalcémiante de *Jatropha curcas* en fonction de la concentration jusqu'à une valeur maximale constante. Cette activité concentration dépendante est comparable à celle de l'extrait éthanolique obtenue dans l'étude de Mpiana et *al.* (2009).

L'évaluation de l'activité antifalcémiante du macéré aqueux total de *Khaya senegalensis*, a montré une augmentation progressive concentration dépendante de cette activité avec une valeur maximale de 32 %. Ce résultat montre que l'extrait de *Khaya senegalensis* à une propriété antifalcémiante. Oyedapo et *al.* (2016) ont rapporté l'existence d'une activité antifalcémiante des extraits d'écorces de tronc de *Khaya senegalensis* avec une activité maximale de 51,77 %. La faible activité antifalcémiante obtenue dans notre étude par rapport à celle de Oyedapo et *al.* (2016) pourrait s'expliquer par la différence du lieu de récolte des plantes. La température, le sol, le climat, le mode de récolte sont des facteurs qui influencent la teneur des substances bioactives dans une plante.

Lompo (1993) a réalisé une étude pharmaco-toxicologique de l'écorce de *Khaya senegalensis* et du point de vue chimique, l'étude a noté la présence d'un certain nombre de groupes chimiques dont les anthocyanosides et les composés réducteurs. Les anthocyanosides constituent un groupe chimique composé de plusieurs anthocyanes dont les propriétés antifalcémiantes *in vitro* ont été démontrées par Mpiana et *al.* (2007, 2008, 2009). De plus, les composés réducteurs pourraient contribuer à la réduction du fer ferrique (Fe^{3+}) de la méthémoglobine en fer ferreux (Fe^{2+}) et diminuer ainsi le rapport Fe^{3+}/Fe^{2+}. Des limonoides responsables de l'activité antifalcémiante ont été isolés à partir d'extrait aqueux d'écorce de tronc de *Khaya senegalensis* (Fall et *al.*, 1999). L'activité antifalcémiante obtenue dans notre étude avec le macéré aqueux total de *Khaya sénégalensis* pourrait être liée à la présence de ces groupes chimiques dans ce macéré.

Le macéré aqueux total de *Dichrostachys cinerea* a inhibé la falciformation des hématies. Cette inhibition traduit l'existence d'une activité antifalcémiante. Elle augmente en fonction de la concentration du macéré. Des études chimiques réalisées sur *Dichrostachys cinerea* ont montré la présence de polyphénols dont les anthocyanes (Aworet-Samseny et *al.*, 2011). Chohan et *al.* (2012) ont montré l'existence d'une corrélation entre la teneur en polyphénols et la capacité antioxydante. L'activité antifalcémiante de ce macéré pourrait s'expliquer par la présence de polyphénols dans le macéré aqueux total de *Dichrostachys cinerea*. Mehanna (2002) a montré que les anthocyanes ont la capacité d'interagir avec les protéines. Leur possible interaction avec l'hémoglobine S pourrait entrer en compétition avec la polymérisation de cette hémoglobine et empêcher ainsi la falciformation des hématies. Le pouvoir antioxydant des anthocyanes est également connu, ils pourraient agir sur le rapport Fe^{3+}/Fe^{2+} qui est élevé dans les drépanocytes ou sur la stabilité de la membrane des érythrocytes (Mian et *al.*, 1977; Kahkoonen et *al.*, 2003). Aussi, d'autres auteurs comme Ekeke et Shode (1990); Tshibangu et *al.* (2011) affirment que la phénylalanine, l'acide phydroxybenzoïque et ses dérivés ainsi que les acides maslinique, oléanolique et bétulinique seraient à la base de l'activité antifalcémiante des extraits des plantes. Ces composés pourraient être présents dans nos extraits et contribuer aux résultats obtenus.

Une comparaison des activités antifalcémiantes de ces plantes a montré que, dans les conditions de notre étude, cette activité est plus importante dans le macéré de *Jatropha curcas* suivie de *Dichrostachys cinerea*. Elle est moins importante dans le macéré de *Khaya senegalensis*. Cette différence pourrait se justifier par l'existence dans ces macérés des molécules antifalcémiantes différentes ou à des concentrations différentes.

Miale (1982), Lonsdorfer et *al.* (1988) ont montré respectivement que la neutralisation du pH et l'hypotonicité du milieu extra globulaire pourraient inhiber la falciformation. Ce qui est très peu probable dans l'évaluation de l'activité antifalcémiante des macérés aqueux totaux de *Khaya senegalensis* et de *Dichrostachys cinerea* dont le pH était de 6. Par contre, dans l'évaluation de l'activité antifalcémiante du macéré aqueux total de *Jatropha curcas* dont le pH était de 7,1 cette probabilité n'est pas à exclure. Nous avons également utilisé une solution physiologique dans la préparation des macérés obtenant ainsi un milieu isotonique.

CONCLUSION

Nous avons réalisé une étude pharmacologique sur des macérés aqueux de plantes utilisées en phytothérapie dans la médecine traditionnelle au Burkina Faso. Cette étude a montré l'existence d'une propriété antifalcémiante dans les macérés. Cette activité est de 97% pour le macéré de *Jatropha curcas*, 32% pour le macéré de *Khaya senegalensis* et 91% pour le macéré de *Dichrostachys cinerea*. Dans les conditions de notre étude, elle est importante dans les macérés aqueux des feuilles de Jatropha curcas et de Dichrostachys cinerea et faible dans le macéré aqueux des écorces de *khaya senegalensis*.

Ces résultats justifient donc l'utilisation de ces plantes en médecine traditionnelle pour le traitement de la drépanocytose.

Références bibliographiques

AWORET-SAMSENY R., SOUZA A., KPAHE F., KONATE K., YDATTE J., 2011. *Dichrostachys cinerea* (L) Wight *et* Arn (Mimosaceae) hydro-alcoholic extract action on the contractility of tracheal smooth muscle isolated from guinea-pig. *Complement. Altern. Med.,* **11(1):** 1-8.

BELEM B, OLSEN CS, THEILADE I, BELLEFONTAINE R, GUNIKO S, LYKKE AM, DIALLO A, BOUSSIM J.I., 2008. Identification des arbres hors forêt préférés des populations du Sanmatenga (Burkina Faso). *B. For. Trop.,* **298(4):** 53-64.

BEP O., 1986. *Medicinal Plants in tropical west Africa* 1 st Ed Cambridge University Press, London, 375 p.

BEYEME-OWONO M., CHIABI A., 2004. Clinics in Mother and Child Health. *Special drepanocyctose,* **1(1):** 37-42.

CASTANEDA-OVANDO A., PACHECO-HERNANDEZ M., PAEZ-HERNANDEZ M E., RODRIGUEZ J A., GALAN-VIDAL C A., 2009. Chemical studies of anthocyanins. *Food Chemistry,* **113:** 859-871.

CHOHAN M., NAUGHTON D.P., JONES L. OPARA E.I., 2012. An investigation of the relationship between the anti-inflammatory activity, polyphenolic content, and antioxidant activities of cooked and in vitro digested culinary herbs. *Oxid. Med. Cell. Longev,* 2012: 627843.

EKEKE, G. I. AND SHODE, F. O., 1990. Phenylalanine is the predominant antisickling agent in Cajanus cajan seed extract. *Planta Medica.,* **56**:41-43.

FALL A. B., VANHAELEN-FASTRE R., VANHAELEN M., LO I., TOPPET A. F., FONDU P., 1999. In vitro antisickling activity of a rearranged limonoid isolated from *Khaya senegalensis, Planta Med.,* **3(65)**: 209-212.

GIROT R., 1998. *Drépanocytose chez l'enfant.* Encycl. Méd. Chir, 6 p.

HELLER, J. (1996) Physic Nut. Jatropha curcas L. Promoting the Conservation and Use of Underutilized and Neglected Crops. 1. Institute of Plant Genetics and

Crop Plant Research, Gatersleben/International Plant Genetic Resources Institute, Rome, 66 p.

HUYNH-MOYNOT S, MOYNOT JC, COMMMANDEUR D, DANGUY DES DESERTS M, MONTELESCAUT E, KENANE N, DROUILLARD I. 2011. Drépanocytose: des aspects moléculaires à la pratique: à propos d'un cas et revue de la littérature. *Ann. Biol. Clin.*, **69(6):** 679-684.

KAHKOONEN M.P., HEINAMAKI J., HEINOEN M., 2003. Berry anthocyanins: isolation, identification and antioxidant activities. *J. Agri. food Chem.*, **83:** 1403-1411.

KOFFI K.G., YOUBARE B., TOURE A.H., NANHO D.C., SANOGO I., SANGARE A., 2002. Etude analytique des facteurs d'aggravation de l'anémie au cours de la drépanocytose SC. Expérience du service d'hématologie clinique CHU de yopougon. *Méd. Afr. Noire,* **49(7)**: 317-320.

KOFFI N., KOFFI K. G., NGUESSAN Y., KOUASSI B., HORO K., YAO N., SEGBENA A., SANGARE A., 2002. Les broncho-pneumopathies fébriles chez le drépanocytaire noir. *Méd. Afr. Noire*, **49(8-9)**: 387-390.

KOLAWOLE O.T., KOLAWOLE S.O., AYANKUNLE A. A., OLANIRAN O. I., 2012. Anti-hyperglycemic effect of *Khaya senegalensis* Stem bark aqueous extract in Wistar Rats. *E. J. M. P.*, **2(1)**: 66-73.

KOUDOUGOU J., 2004. *Etude des propriétés antipyrétiques du phytomédicament antidrépanocytaire FACA et de ses composantes Fagara xanthoxyloides* Lam (Rutaceae) *et Calotropis procera* Ait.(Asclepiadaceae*)*. Thèse Doct., Univ. Ouagadougou, 77 p.

LIONNET F., STANKOVIC K., GIROT R., 1984. *Drépanocytose de l'adulte*. Encycl. Med. Chir., 19 p.

LOMPO M., 1993. *Etude pharmaco-toxicologique chez la souris et le rat de Khaya senegalensis* (Desr.)A.juss.(meliaceae*) au utilisée en Tradithérapeutique Burkina Faso* Mémoire DEA., Univ. Ouagadougou, 109 p.

LONSDORFER A., DE RIBAS A., HAXAIRE C., FOURASTE I., 1988. De l'action antifalcémiante de *Fagara xanthoxyloides. pharm.Med.Trad Afr*, **6:** 71-73.

MEHANNA A.S., 2002. Sickle cell anaemia and antisickling agent: then and now. *Curr. Med. Chem.*, **8(2):** 79-88.

MIAN E., CURRI S.B., LIETTI A., BORBARDELLI E., 1977. Anthocyanosides and the walls of microvessels: further aspects of their protective effect in syndromes due to abnormal capillary fragility, *Minerva Med.*, **68**: 3565-3581.

MIALE J. B., 1982. *Laboratory medicine hematology.*St. Louis Mosby, 1084 p.

MPIANA P.T., MUDOGO V., TSHIBANGU D.S.T., SHETONDE O.M., NGBOLUA K.N., MANGWALA K.P., MAVAKALA B.K., 2007. In vitro antisickling activity of anthocyanins extract of a Congolese plant, *Alchornea cordifolia. M. Arg. J. Med. Sci.*, **7(7)**: 1182-1186.

MPIANA P.T., MUDOGO V., TSHIBANGU D.S.T., KITWA E.K., KANANGILA A.B., LUMBU J.B.S., NGBOLUA J.K.N., ATIBU E.K., KAKULE M.K., 2008. Antisickling activity of anthocyanins from *Bombax pentadrum, Ficus capensis* and *Ziziphus mucronata*: photodegradation effect. *J. Ethnopharmacol.*, **120**: 413-418.

MPIANA P.T., MUDOGO V., TSHIBANGU D.S.T., NGBOLUA K.N., TSHILANDA D.D., ATIBU E.K., 2009. Antisickling activity of anthocyanins of *Jatropha curcas* L. In: Govil JN & Singh VK. Recent Progress in Medicinal Plants, *Chem. Med. Value*, **25**: 83-90.

NACOULMA/OUEDRAOGO O. G., 1996. *Plantes médicinales et Pratiques médicales traditionnelles au Burkina Faso Cas du plateau central.* Thèse de Doct. Univ. Ouagadougou, 320 p.

NIKIEMA A., PASTERNAK D., 2008. *Khaya senegalensis* (Desr.) A. Juss. Fiche de Protabase. PROTA (plant Resources of Tropical Africa/Ressources végétales de l'Afrique tropicale), Wageningen, Pays Bas, **2**:13.

OYAMA M. O., MALACHI O. I., OLADEJO A. A., 2016: Phytochemical Screening and Antimicrobial Activity of Leaf Extract of *Jatropha curcas. JAMPS*, **8(1)**: 1-6.

OYEDAPO O. A., AGBEDAHUNSI J.M., CYRIL-OLUTAYO C. M., 2016. Anti-sickling activities of the stem bark of three *Khaya* species found in Nigeria: *K. senegalensis* A. Juss., *K. grandifoliola*, (Welw) CDC., and *K. ivorensis* A. Chev. *Nigerian J. Nat. Prod. Med.*, **20**: 161-166.

SALQUE C., BERREBI A., ALIE-DARAM S., AYOUBI J-M., RIGAL-HUGUET F., 2001.Drépanocytose et grossesse: à propos de la transfusion prophylactique systématique. J *Gynecol Obstet Biol Reprod,* 30(2): 160-165.

SANOU D. S., DE LEIRIS J., BOUCHER F., TOUFEKTSIAN M-C., RAKOTAVAO A., JOUAN M-G., GRAUZAM S., BELEMTOUGRI R. G., SAWADOGO L., 2009. Effets d'un extrait aqueux de *Gomphrena celosioides* (Amaranthaceae) sur la pression artérielle et la réactivité vasculaire. *Science et Technique, Sciences de la Santé,* **32(1-2)**: 51-58.

SIMPORE J., PIGNATELLI S., MUSUMECI S., 2002. Anthropological considerations on prevalence and fitness of b C and b S genotypes in Burkina Faso. *Int. J. Anthropol.,* **17(3-4)**: 139-152.

TAKIN M., AHOKPE M., ZOHOUN L., ASSOU E., AÏVODJI N., AGOSSOU E., 2014. Effect of total *Khaya senegalensis* (Meliaceae) barks extracts on hepatic liberation of glucose, *Natl. J. Physiol. Pharm.,* **4**: 105-110.

TSHIBANGU DST, SHODE FO, KOOBANALLY N, MUDOGO V, MPIANA PT, NGBOLUA KN. 2011. Antisickling triterpenoids from Callistemon viminalis, Meulaleuca bracteata var. Revolution Gold, Syzygium guineense and Syzygium cordatum. The 14th NAPRECA Symposium and AAMPS Ethnoveterinary Medicine Symposium, 8th–12th August. International Cente For Insect Physiology and Ecology (ICIPE): Kasarani, Nairobi, Kenya, pp.296-300 (YS 27).

YAMEOGO P., 2011. *Contribution à l'étude des paramètres hématologiques des femmes enceintes atteintes d'une alpha thalassémie au centre médical saint Camille de Ouagadougou.* Mémoire DEA., Univ. Ouagadougou, 66 p.

Documents consultés

CIRAD, 1988. Revue Bois et Forêts des Tropiques, n°218, 4ème trimestre. 56p.